DES RAPPORTS DE LA SYPHILIS

ET DE LA PARALYSIE GÉNÉRALE

Quoique sur beaucoup de points je sois d'accord avec mon maître M. Fournier et avec mon collègue et ami M. Raymond, je leur demanderai de vouloir bien me permettre d'apporter à cette tribune quelques-unes des réflexions que me suggèrent leurs communications.

Et, tout d'abord, je suis étonné par le titre même de la communication de M. Fournier : « Quelques propos sur la *paralysie générale de la syphilis* » ainsi que, quelques lignes plus loin, par ces mots : « je n'ai comme intention que de vous parler de la *paralysie générale syphilitique.* »

Eh bien, je dirai à M. Fournier que, si je connais un peu la syphilis, si je connais peut-être un peu mieux la paralysie générale, je ne veux pas connaître, je ne reconnais pas la paralysie

(1) Communication faite à l'Académie de médecine le 7 mars 1905.

générale de la syphilis, ni la paralysie générale syphilitique, parce que ces dénominations, ou bien consacreraient une erreur, ou pour le moins prêteraient à une équivoque dangereuse au point de vue thérapeutique.

La paralysie générale et la syphilis sont deux affections distinctes, ayant chacune leur individualité, leur essence, et l'une n'engendre pas l'autre; elles sont de nature différente. Je connais bien l'existence de la paralysie générale *chez* les syphilitiques, mais je ne reconnais pas la paralysie générale syphilitique.

Il y a déjà bien longtemps que j'ai mis au défi les partisans de la doctrine de la nature syphilitique de la paralysie générale d'indiquer, soit dans les symptômes, soit dans la marche ou la durée de l'affection, soit dans les lésions anatomiques, des caractères différentiels permettant de distinguer la paralysie générale qui serait syphilitique de celle qui ne le serait pas. J'attends toujours qu'on m'apporte ces indications.

Oh! je sais bien qu'il y a un moyen facile de se soustraire à l'embarras de cette question, et certains syphiligraphes — M. Fournier n'est pas de ce nombre — n'hésitent pas à déclarer que toujours la paralysie générale est syphilitique et que, si l'on ne trouve pas la syphilis dans les antécédents personnels du malade c'est qu'il s'agit soit d'une syphilis héréditaire, soit d'une syphilis ignorée. Mais parler ainsi équivaut à proclamer une croyance, à s'abriter derrière un dogme et à refuser toute démonstration scientifique. Or, ce que je demande, et ce que je prétends apporter, c'est une démonstration scientifique.

Je n'ignore pas que M. Fournier admet que, dans certains cas, la paralysie générale vraie peut se développer en dehors de toute intervention de la vérole, mais cela ne me donne pas encore une satisfaction suffisante, et je tiens à m'expliquer nettement ici sur les relations de la syphilis et de la paralysie générale, et surtout sur *leur signification*, car c'est là que réside vraiment tout l'intérêt du débat. C'est de la doctrine que naît la notion du traitement et si, aujourd'hui, nombre de médecins en sont arrivés à appliquer ce traitement intensif contre lequel s'est élevée si à propos la voix autorisée de M. Fournier, c'est qu'ils ont évidemment, de la nature et de la pathogénie de la paralysie générale, une conception différente de celle qui m'a toujours fait enseigner que le raitement antisyphilitique n'avait rien à voir avec la paralysie générale.

Quelles sont donc les relations de la syphilis et de la paralysie générale ?

Depuis déjà longtemps les aliénistes ont noté la syphilis dans les antécédents personnels des paralytiques généraux, mais tout d'abord ils n'y attachaient aucune importance, lorsque, il y a de cela une quarantaine d'années, Esmarck, Jessen, Hildenbrand, Kjelberg, etc., constatant la fréquence d'une syphilis antérieure chez leurs malades, émirent l'opinion que la paralysie générale avait son origine dans la syphilis.

Environ quinze ans plus tard, parut le livre de M. Fournier sur la syphilis du cerveau, où il étudie séparément la pseudo-paralysie générale syphilitique et la paralysie générale vraie, survenue chez les syphilitiques en dehors de l'action de la vérole. Malgré cette distinction, le livre de l'éminent syphiligraphe apporta un appoint à la doctrine nouvelle qui fut définitivement adoptée par la majorité des médecins lorsque, quelques années plus tard, MM. Erb, Fournier, Régis, Raymond, etc., s'appuyant sur de nombreuses statistiques, se rallièrent à l'opinion des premiers médecins suédois et allemands qui avaient proclamé que la paralysie générale était d'origine syphilitique.

Cette question de l'origine syphilitique (je ne dis pas de la nature syphilitique) de la maladie peut se résoudre très facilement par la statistique. Et, pour cela, il suffit, dans l'un des vastes services des asiles de la Seine, de diviser les malades en deux catégories, en mettant d'un côté les paralytiques généraux, de l'autre, les aliénés qui ne sont pas atteints de paralysie générale, et toujours on arrivera à ce résultat, qu'il y a proportionnellement un plus grand nombre de syphilitiques du côté des paralytiques généraux que dans l'autre camp. D'où l'on peut conclure que l'une des origines (je ne dis pas l'unique origine) de la paralysie générale se trouve plus ou moins fréquemment (je ne dis pas toujours) dans la syphilis.

Cette conclusion, ainsi formulée, me semble tout à fait justifiée, mais je ne crois pas qu'on puisse aller au delà. Ayant constaté que volontiers la paralysie générale se développe chez les syphilitiques, nous sommes autorisés à dire que la syphilis favorise l'éclosion de la paralysie générale, mais nous ne sommes nullement autorisés à dire que la paralysie générale est une manifestation directe de la syphilis, que la paralysie générale est de nature syphilitique, en un mot que la paralysie générale est syphilitique. La preuve entière n'existe pas, il n'y a qu'un commencement de preuve.

Il y a, d'ailleurs, beaucoup d'objections à faire à l'opinion d'après laquelle la paralysie générale serait de nature syphilitique.

Nous rappellerons, d'abord, qu'il n'y a aucune différence symptomatique entre la paralysie générale survenant chez les syphilitiques et celle qui survient chez des sujets indemnes de la syphilis. Il n'y a pas, non plus, une forme plus fréquente, ni une marche spéciale, ni des lésions différentes, ni une façon particulière de réagir à l'égard du traitement antisyphilitique chez les premiers ou chez les seconds malades.

Ce sont là des objections importantes, mais il y en a d'autres encore, et la plus saisissante, à mon avis, se trouve dans la comparaison de la répartition géographique de la syphilis et de la paralysie générale.

Je ne serai sans doute pas contredit, si je dis que la syphilis a un caractère envahissant. Naguère, elle occupait un domaine restreint en pathologie, tandis qu'aujourd'hui, après de nombreuses conquêtes, elle occupe une place très étendue en nosologie.

Or, son domaine terrestre est encore bien plus vaste, puisque cette affection recouvre à peu près complètement le globe et que, s'il est des points qui sont plus particulièrement frappés par la syphilis, il n'en est guère, je crois, où on ne puisse la rencontrer.

Par contre, la paralysie générale, malgré l'extension considérable qu'elle a pu prendre depuis un demi-siècle, ne recouvre qu'un territoire beaucoup moins étendu.

Sans doute, elle existe à peu près partout en Europe, mais sa répartition y est très inégale et nullement proportionnée à celle de la syphilis. Je n'en citerai qu'un exemple emprunté à un travail récent du Dr Kœtschef. On sait que la syphilis est très répandue en Bosnie et en Herzégovine, et cependant la paralysie générale y est très rare. C'est ainsi qu'à l'asile de Sarajevo, le Dr Kœstchef ne relève que quatre cas de paralysie générale sur 614 aliénés indigents, soit 0,65 °/₀, tandis qu'il trouve 19 cas de paralysie générale chez 202 aliénés internés dans le même asile, mais venant de différents pays étrangers. Pour ces derniers malades, le pourcentage est de 10 °/₀ aliénés, et ce chiffre se rapproche, sans toutefois l'atteindre, du chiffre de la paralysie générale parisienne. En effet, en 1903, dans le service de l'admission à l'asile Sainte-Anne, M. Magnan a compté 540 paralytiques généraux pour 3598 entrées, c'est-à-dire 15 °/₀.

Voilà déjà des chiffres bien démonstratifs, mais il en est encore de plus probants.

Il y a trente ou quarante ans la paralysie générale était, ou à peu près, inconnue au Japon; depuis, elle y a fait son apparition, mais elle y est encore très rare.

Chez les Japonais, écrit le professeur Kioto, toutes les formes de psychoses s'observent, la manie plus souvent que la mélancolie. Par contre, la paralysie générale et le tabes ne sont que très rarement observés, bien que la syphilis soit très commune au Japon.

Sakaki, en 1889, n'a trouvé que douze cas de paralysie générale sur les 730 aliénés de l'asile municipal de Tokio, soit seulement 1,64 °/₀.

Mais je m'empresse d'ajouter que les paralytiques généraux augmentent rapidement dans ce pays, qui a changé si vite sa manière de vivre pour se plier à notre civilisation; la constatation en a été faite par Scheube pour la paralysie générale et plus encore pour le tabes.

Ajouterai-je qu'aujourd'hui les Japonais traitent leur syphilis par le mercure, ce qu'ils ne faisaient pas à l'époque où la paralysie générale et le tabes étaient des maladies inconnues chez eux.

La syphilis est extrêmement fréquente sur le continent africain, et la paralysie générale y est très rare, du moins parmi les indigènes. On ne la rencontre guère chez eux, que sur certaines parties des côtes, surtout méditerranéennes, et elle disparaît à mesure qu'on s'enfonce dans les terres. Je sais bien qu'on peut objecter que les statistiques administratives ou médicales sont difficiles à faire en terre africaine, mais cependant nous possédons sur ce point, comme vous allez en juger vous-mêmes, des documents d'une grande valeur.

Je crois d'abord pouvoir faire appel au souvenir de notre collègue, M. Monod, chirurgien de Saint-Antoine, qui, en 1896, accompagnait un aliéniste distingué, le Dr Daniel Brunet, dans une visite à l'hôpital des musulmans de Tunis, lequel renferme 200 lits, dont 40 pour des aliénés. Or, parmi les 40 aliénés présents, il ne se trouvait pas un seul paralytique général et, parmi les 160 malades non aliénés, il y avait un certain nombre de lésions graves de syphilis tertiaire et de syphilis héréditaire.

Le Dr Lovy, médecin de cet hôpital, sous les yeux duquel passent tous les aliénés de Tunisie, affirme n'avoir pas vu plus de dix paralytiques généraux sur 1000000 d'habitants en quatre années, et l'on pourra lire de lui une lettre très instructive à ce sujet, que M. Brunet a insérée dans une communication qu'il fit, en 1898, à la Société médico-psychologique.

Un médecin militaire distingué, le Dr Heuyer, qui, à la même époque, était médecin principal de l'armée et chargé du service médical de l'hôpital militaire d'Oran, écrivait à la même date que, pendant douze ans, il avait habité en Algérie, de petits centres de population où les préceptes du Coran étaient religieusement suivis et que, s'il a observé parmi les musulmans beaucoup de cas de syphilis, il n'a jamais observé un cas de paralysie générale. Il est bien affirmatif sur ce point : « Je n'ai jamais vu, écrit-il, dans la population arabe, où la syphilis est si commune, un seul cas de paralysie générale. »

Et qu'on ne vienne pas objecter que le Dr Heuyer ne connaît peut-être pas bien la paralysie générale, car lui-même nous fait savoir qu'après les désastres de 1870, il a été frappé de la fréquence de la paralysie générale parmi les officiers français. Appelé alors à servir successivement dans toutes les armes, cavalerie, infanterie, artillerie, il a trouvé partout la paralysie générale, plus ou moins fréquente. Or, c'est après avoir acquis cette expérience que le Dr Heuyer a passé deux ans à Boghar, deux ans à Saïda, deux ans à Mascara, quatre ans et demi à Sidi-Bel-Abès, et enfin deux ans à Constantine, sans rencontrer un seul indigène atteint de paralysie générale.

Autre exemple, aussi instructif : les aliénés venant d'Algérie sont, comme on le sait, internés à l'asile d'Aix. En 1889, un médecin aliéniste, le Dr Meilhon, a fait le dénombrement des cas de paralysie générale internés dans cet asile et, parmi 498 aliénés algériens, il a trouvé 13 paralytiques généraux, soit 2,60 °/o, et il a fait la remarque que tous ces malades avaient depuis longtemps quitté leur genre de vie habituelle pour vivre à l'européenne.

Je rapporterai encore ici l'attestation de mon collègue, M. Würtz, relative aux Abyssins, attestation confirmée, d'ailleurs, par celle du Dr Goltzinger, évaluant à 80 °/o de la population abyssine les cas de syphilis et ajoutant qu'on n'y rencontre jamais la paralysie générale.

Ce sont des conclusions identiques que mon collègue, M. Jeanselme, a rapportées de son voyage en Extrême-Orient et qu'il m'a très obligeamment communiquées.

M. Jeanselme s'est attaché à élucider cette question ; il a bien observé des gommes cérébrales et médullaires chez les Asiatiques, mais pas ou presque pas de tabes ni de paralysie générale. Il a visité les asiles d'aliénés de la Birmanie, de Singapore et de Java et n'a pas rencontré un seul cas de paralysie générale. A l'asile de Buitenzorg, près de Batavia, il a interrogé le Dr Hofman, médecin de l'asile, qui lui a dit n'avoir jamais observé un seul cas de paralysie générale chez les indigènes; il en est de même du Dr Ellis, directeur de l'asile d'aliénés de Singapore.

Scheube, qui a séjourné longtemps en Extrême-Orient, rapporte qu'il en est de même, ou presque de même, en Corée, au Cachemire, sur la côte de Malabar, etc.

Je ne crois pas devoir insister davantage.

Toutes ces constatations, nombreuses, concordantes, faites par des observateurs compétents, me paraissent avoir la plus décisive importance ; elles prouvent que la syphilis, à elle seule, est insuffisante à faire la paralysie générale. Et c'est dans cette conviction que j'ai exprimé mon opinion sur les rapports de la syphilis et de la paralysie générale en disant que la syphilis peut bien être un bon engrais favorisant l'éclosion de la paralysie générale, mais qu'elle ne renferme pas le germe de cette maladie. Mon regretté maître Charcot exprimait la même idée en disant que le rôle de la syphilis se borne à celui de simple agent provocateur et que l'infection syphilitique n'est pas la cause efficiente de la paralysie générale.

A l'appui de l'opinion que je défends, à savoir que la paralysie générale n'est pas de nature syphilitique, je pourrais encore faire valoir la rareté des lésions tertiaires chez les paralytiques généraux, lésions que, du reste, on guérit bien par le traitement mercuriel, sans améliorer en rien la paralysie générale.

Je pourrais aussi faire valoir l'extrême rareté des accidents tertiaires avant l'éclosion de la paralysie générale, ainsi que la rareté des lésions viscérales syphilitiques trouvées à l'autopsie des paralytiques généraux, comme en témoigne la statistique de Muller qui, sur 275 autopsies de paralysie générale, n'a constaté que deux fois des lésions certaines de syphilis; dans les deux cas il s'agissait de gommes du foie.

On pourrait encore tirer des arguments de l'étude de la date d'apparition de la paralysie générale par rapport à celle de l'infection syphilitique, mais je serai bref sur ce point.

Heiberg, qui a beaucoup étudié cette partie de la question, a avancé qu'on pourrait prédire à quinze ans de distance une augmentation ou une diminution du nombre des paralytiques généraux d'après le nombre des infections signalées. M. Fournier arrive à des chiffres différents (et il y aurait à ce propos des considérations intéressantes à présenter) et, d'après lui, ce serait surtout entre la sixième et la douzième année après l'infection syphilitique que se développerait la paralysie générale. Nous remarquons tout d'abord que M. Fournier cite un cas vers la fin de la troisième année, d'autre part il cite deux cas au cours de la vingt-troisième année et un cas au cours de la vingt-quatrième année.

Moi-même j'ai observé la paralysie générale plus tard encore, vers la trentième année; de même aussi que M. Fournier, je l'ai vue au cours de la troisième année. Le Dr Planchu a également présenté, à la Société de médecine de Lyon, en 1898, un malade de vingt-deux ans, syphilitique depuis deux ans et demi, présentant les signes classiques de la paralysie générale *à la période d'état*. Or, je rappellerai ici — c'est un point sur lequel j'insiste volontiers — que, chez tout paralytique général, on peut, soit avec les renseignements du malade, lorsqu'il est encore conscient et lucide, soit surtout avec les renseignements fournis par l'entourage, on peut, dis-je, constituer, à côté de l'observation actuelle, une observation rétrospective qui porte sur une période où l'on ne soupçonnait pas encore la maladie et qui fait ainsi remonter le début réel de l'affection à plusieurs mois, parfois même à plusieurs années avant l'apparition des premiers symptômes décisifs, de sorte que, dans des cas comme celui du Dr Planchu, on en arriverait à se demander si la paralysie générale n'a pas débuté presque en même temps que la syphilis, ou même ne lui a pas été antérieure. Mais je n'insiste pas plus longtemps sur ce point; je tenais seulement à faire la remarque précédente.

Quant à l'influence du traitement de la syphilis sur le développement ultérieur de la paralysie générale, elle me paraît (si tant est qu'elle existe) moins grande qu'à M. Fournier, et je répéterais volontiers la phrase de M. Ballet disant qu'il a vu un grand nombre de paralytiques généraux dont la syphilis avait été bien soignée.

M. Fournier a beaucoup insisté sur ce point que « l'unique sauvegarde d'un sujet syphilitique contre la paralysie générale réside dans un traitement mercuriel méthodiquement institué et longuement, très longuement poursuivi. » Je voudrais partager sa conviction sur ce point, mais ma raison s'y oppose en me montrant d'un côté la paralysie générale se développant chez des sujets syphilitiques qui se sont bien traités, et surtout en me montrant de l'autre côté ces milliers, que dis-je, ces peuplades entières presque totalement syphilisées et qui paraissent immunisées contre la paralysie générale jusqu'au jour où pénètre chez elles la civilisation européenne et avec elle le traitement mercuriel.

Non, le traitement mercuriel n'empêche pas plus la paralysie générale qu'il ne la guérit; la comparaison de la distribution géographique de la syphilis et de la paralysie générale contredit cette manière de voir.

En tout cas, que la syphilis ait été bien ou mal soignée, cela n'a aucune conséquence ni sur l'époque d'apparition, ni sur la forme, ni sur la marche, ni sur la durée de la paralysie générale.

Avant de parler du traitement mercuriel de la paralysie générale, il est encore un point des relations de la syphilis et de la paralysie générale sur lequel je désire tout particulièrement attirer l'attention de l'Académie.

Pour beaucoup de médecins, il suffit que la syphilis ait été antérieurement constatée chez leurs malades pour qu'ils se croient en droit de conclure que la paralysie générale survenue ultérieurement est d'origine syphilitique. C'est là une prétention inacceptable, c'est même une erreur de raisonnement, car l'existence antérieure de la syphilis ne suffit pas à prouver la subordination de la paralysie générale à cette syphilis; ce n'est là encore qu'un commencement de preuve.

Puisqu'en effet la paralysie générale peut se développer chez un sujet non syphilitique, je ne vois pas pourquoi elle ne pourrait pas se développer chez un syphilitique en dehors de l'action de la vérole, comme l'a, du reste, admis M. Fournier dans son livre sur la syphilis du cerveau; de sorte que, tout en admettant, comme je l'ai dit nettement, les relations étiologiques de la syphilis et de la paralysie générale, je ne les regarde pas comme aussi fréquentes qu'on veut le faire dire à des statistiques interprétées sans la moindre réserve.

Cela dit, j'arrive maintenant au traitement.

Mon expérience se résume en quelques mots : jamais le traitement antisyphilitique n'a amélioré mes paralytiques généraux.

On trouvera peut-être que c'est là une affirmation bien absolue et l'on me demandera si jamais je n'ai rencontré, à la suite du traitement hydrargyrique, ces améliorations, ces rémissions parfois si accusées qu'ont observées presque tous les médecins. A cela je répondrai que j'ai bien observé les mêmes améliorations et rémissions, mais que, les constatant aussi marquées, aussi fréquentes chez les malades que je ne soumets pas au traitement mercuriel, je ne me crois pas en droit de les attribuer au mercure.

Et, non seulement ma pratique m'a amené à dire que la médication mercurielle est sans effet chez les paralytiques généraux, lorsqu'elle est faite dans des limites prudentes, mais elle m'a conduit à affirmer qu'elle est, sans contredit, préjudiciable au malade, quand elle est faite d'une manière intensive et prolongée ; et je rappellerai ici la note où M. Balzer a rapporté mon opinion sur ce point dans un rapport fort intéressant fait au Congrès de médecine de l'an dernier sur les injections mercurielles : « Joffroy, dit-il, professe dans ses cours que le traitement intensif par les injections mercurielles aggrave la paralysie générale; cela résulte notamment d'expériences comparatives qui ont été faites à l'asile Sainte-Anne sur un groupe de malades non traités par le mercure et sur un autre groupe traité par les injections. Les malades de ce dernier groupe, après avoir paru présenter un peu d'amélioration, ont offert ensuite une marche plus rapide de la maladie. L'aggravation était plus marquée encore chez ceux qui avaient reçu des injections intra-veineuses. Au contraire, les malades qui n'avaient pas subi de traitement mercuriel étaient dans un état relativement meilleur. »

J'ai dit antérieurement qu'ici, comme toujours, la question doctrinale prime la question thérapeutique, et c'est pour ce motif que je me suis appliqué à démontrer que si, dans nombre de cas, la paralysie générale était ou pouvait être d'origine syphilitique, elle n'était nullement de nature syphilitique.

Et c'est dans cette conviction que la paralysie générale n'est pas de nature syphilitique, n'est pas une manifestation de la syphilis, qu'au nom de la doctrine, confirmée d'ailleurs par la pratique, je repousse la médication hydrargyrique soit comme traitement curatif, soit comme traitement prophylactique de la paralysie générale. Aussi est-ce avec satisfaction que j'ai entendu M. Fournier, notre maître en syphiligraphie, proclamer la faillite définitive du traitement mercuriel chez les paralytiques généraux, soit qu'il s'agisse des méthodes ordinaires, soit surtout s'il s'agit de la méthode intensive.

Mais c'est sur ce seul point qu'existe mon accord thérapeutique avec M. Fournier, car, en ce qui concerne la prophylaxie de la paralysie générale (ou du tabes), je diffère complètement d'opinion avec lui.

Ai-je besoin de rappeler ces cas de paralysie générale chez des sujets dont la syphilis a été bien traitée.

Ai-je besoin de rappeler l'absence habituelle de paralysie générale chez des sujets non traités ou insuffisamment traités et qui ont de la syphilis cérébrale ou méningée.

Ai-je enfin besoin de rappeler que, chez ces nombreuses peuplades de l'Asie et de l'Afrique, qui paient un si large tribut à la syphilis et qui ignorent le traitement hydrargyrique, on ne trouve ni tabes, ni paralysie générale.

Aussi je n'hésite pas à terminer

cette communication par les conclusions suivantes :

1° La syphilis n'est pas la cause efficiente de la paralysie générale;

2° La paralysie générale n'est pas une affection de nature syphilitique;

3° Le traitement mercuriel n'est pas prophylactique de la paralysie générale;

4° Le traitement mercuriel ne guérit pas la paralysie générale;

5° Le traitement mercuriel n'est pas sans danger chez les paralytiques généraux.

Paris. — Imprimerie JEAN GAINCHE, 15, rue de Verneuil.

www.ingramcontent.com/pod-product-compliance
Ingram Content Group UK Ltd.
Pitfield, Milton Keynes, MK11 3LW, UK
UKHW022209190726
13855UKWH00004B/1685